BEI GRIN MACHT SICH IHR WISSEN BEZAHLT

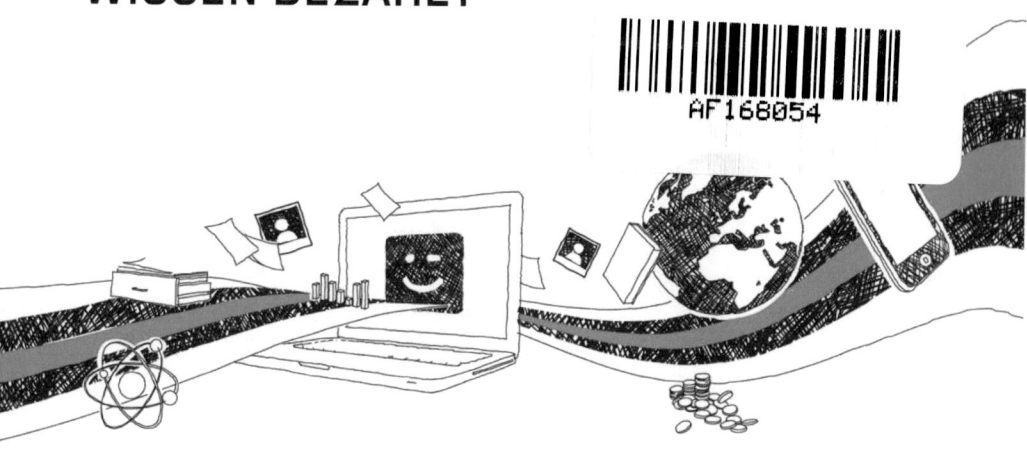

- Wir veröffentlichen Ihre Hausarbeit, Bachelor- und Masterarbeit

- Ihr eigenes eBook und Buch - weltweit in allen wichtigen Shops

- Verdienen Sie an jedem Verkauf

Jetzt bei www.GRIN.com hochladen
und kostenlos publizieren

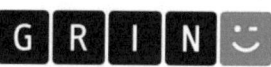

Demenzdörfer. Erhöhung der Lebensqualität und Teilhabe oder traditionelle Insellösung?

Lisa Menzel

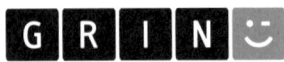

Bibliografische Information der Deutschen Nationalbibliothek:

Die Deutsche Nationalbibliothek verzeichnet diese Publikation in der Deutschen Nationalbibliografie; detaillierte bibliografische Daten sind im Internet über http://dnb.d-nb.de abrufbar.

ISBN: 9783346236609
Dieses Buch ist auch als E-Book erhältlich.

Druck und Bindung: Books on Demand GmbH, Norderstedt Germany
Gedruckt auf säurefreiem Papier aus verantwortungsvollen Quellen

Das vorliegende Werk wurde sorgfältig erarbeitet. Dennoch übernehmen Autoren und Verlag für die Richtigkeit von Angaben, Hinweisen, Links und Ratschlägen sowie eventuelle Druckfehler keine Haftung.

Das Buch bei GRIN: https://www.grin.com/document/924428

Demenzdörfer - Eine inklusive Methode zur Erhöhung der Lebensqualität und Teilhabe oder traditionelle Insellösung?

Inhaltsverzeichnis

Zusammenfassung

Die vorliegende Studienarbeit hat das Ziel neben einem kurzen informativen Abschnitt zur Demenz die relativen neu entstandene Pflegeform in Demenzdörfern unter der obigen Forschungsfrage kritisch zu betrachten. Dies ist nicht für betroffene Angehörige interessant, sondern auch für Menschen aus der sozialen Arbeit, die ihren wissenschaftlichen Horizont erweitern möchten.

Die Studienarbeit beschäftigt sich im ersten Teil mit der allgemeinen Demenz und insbesondere der Alzheimer Erkrankung. Bevor im letzten Abschnitt die Demenzdörfer vorgestellt und gleichzeitig Kritikpunkte vorgestellt werden, wird im mittleren Abschnitt der besondere Pflegebedarf beschrieben und auch diesbezüglich Entscheidungen aus der Politik aufgezeigt.

Wesentliche Ergebnisse wurden aus der Auswertung von Fachliteratur erworben, aber auch das Auswerten von qualitativen Interviews der Betroffenen, Angehörigen, Kritikern, Pflegern und Pflegeheimleiter brachte neue Erkenntnisse und Ansichtsweisen mit sich.

1. Einleitung

Demenz, das bezeichnen viele Betroffene als schwarze Löcher oder wie bunte Papier-schnipsel im Kopf. Sie gilt als eine der häufigsten Erkrankungen im Alter, das Gehirn erleidet einen enormen Leistungsverlust, physisch sind viele aber noch absolut fit. (Münch, 2017) Im Jahre 2018 waren insgesamt 1,7 Millionen Menschen in Deutsch-land bereits an Demenz erkrankt (Bickel, 2018), 2015 waren es nur 1,4 Millionen Men-schen Demenzkranke. (Bickel, 2018) Fraglich, ob normale Pflegeheime gerade Menschen mit Demenz und dieser rasant wachsenden Anzahl da noch gerecht werden können. (Münch, 2017) Aus diesem Grund entstanden in den letzten Jahren nicht mehr nur vermehrt Pflegeheime mit ei-genen Demenzstationen, sondern Demenz-WGs oder die Demenzdörfer (k. A, 2015). 2009 wurde in den Niederlanden in der Nähe von Amsterdam in de Hogeweyk das erste Demenzdorf errichtet (Schmidhuber, 2017).

Zu Beginn dieser Studienarbeit wird die Demenz, spezifisch Alzheimer Demenz zu-sammenfassend dargestellt, damit ein besserer Eindruck gewonnen werden kann, welche Herausforderungen die Demenz mit sich bringt. Dies wird dann auch noch ein-mal im mittleren Abschnitt bearbeitet und auch mit politischen Einflüssen und Entschei-dungen beleuchtet. Diese Aspekte sollten auch beim abschließenden Beantworten der Forschungsfrage beachtet werden, das heißt also spezifisch bezogen auf Menschen mit Demenz und deren besonderen Herausforderungen.

Der dritte und letzte Teil dieser Arbeit wird sich tiefgreifend mit dem Konzept der De-menzdörfer beschäftigen. Allerdings wird nicht nur das Konzept linear vorgestellt, son-dern auch Raum für konstruktive Kritik gelassen.

2. Demenz

Jedes Jahr erkranken etwa 300.000 Menschen neu an Demenz (Bickel, 2018), die Zahl der Neuerkrankungen steigt kontinuierlich, auf Grund der demografischen Verän-derungen in der Gesellschaft. Die Geburtenrate sinkt und das Lebensalter steigt, so-dass ein hoher Anteil älterer Menschen vorhanden ist und die Anzahl der Neuerkran-kungen pro Jahr höher ist als die Sterberate (Statistisches Bundesamt, 2009).

Betrachtet man die Prävalenzrate vom Jahr 2015, waren weltweit 46,8 Millionen Menschen an Demenz erkrankt (Bickel, 2018), das heißt rund ein Drittel der gesamten Menschen über 85 Jahren leidet an einer manifesten Demenzkrankheit (Held & Ermini-Fünfschilling, 2006). Damit ist die Demenz eine der weit verbreitesten und kostenintensivsten Krankheiten im Lebensalter (Bickel, 2012). Seriösen Berechnungen zufolge wird sich die Krankenzahl bis zum Jahre 2050 verdoppeln und auf rund 3 Millionen Demenzerkrankte erhöhen (Bickel, 2018).

2.1. Definition

Das Wort Demenz wird aus dem lateinischen dementia abgeleitet, was so viel heißt wie ohne Verstand (Jahn & Werheid, 2015). Demenzen entstehen im Gehirn durch neurodegenerative Krankheiten, die bedingt sind durch den Verlust von Nervenzellen. Dies geht einher mit der Verringerung der geistigen Leistungsfähigkeit bis hin zum Verlust des selbstständigen Lebens. (Held & Ermini-Fünfschilling, 2006)
Laut dem ICD-10 wird Demenz allgemein als psychopathologisches Syndrom bezeichnet, bei dem neben der Störung des Gedächtnisses noch mindestens eine weitere intellektuelle Funktion gestört ist (Förstl, 2011; Jahn & Werheid, 2015). Dies kann zum Beispiel ein kognitiver Verlust der Orientierung, Auffassung, Denken, Rechnen oder des Urteilsvermögens sein. Aber auch Verschlechterungen der Gefühlskontrolle, Gemütslage, Antrieb oder der Motivation. (Förstl, 2011; Jahn & Werheid, 2015)
Die Verschlechterung des ursprünglichen Leistungsniveaus müssen nach dem ICD-10 so schwerwiegend sein, dass der Betroffene Probleme in der eigenen Alltagsbewältigung hat. Erst dann darf von einer leichten oder beginnenden Demenz und keiner altersnormalität gesprochen werden. (Förstl, 2011; Jahn & Werheid, 2015)

Die weit verbreiteste Ursache ist die Alzheimerdemenz, 70% sind degenerative Demenzen. Außerdem können vaskuläre Demenzen nach einem Schlaganfall oder als Folge von Durchblutungsstörungen entstehen, dies macht etwa 15-20% der Demenzerkrankten aus. Weitere Arten sind Demenzen mit Parkinsonsymptomen, auch als Lewy-Body-Demenz bezeichnet und die sekundären Demenzen. (Maier et al. 2010; Held & Ermini-Fünfschilling, 2006)

2.2. Krankheitsbild

Die offensichtliche Demenzphase wird auf Grund der gesteigerten Einschränkung des Lebens und der kognitiven Fähigkeiten in drei Stadien unterteilt: 1. Beginnende oder leichte Demenz, 2. mittelgradige Demenz und 3. fortgeschrittene oder schwere Demenz. (Jahn & Werheid, 2015)

Die Lebenszeit nach der Diagnose beträgt im Alter von 64 bis 74 Jahren durchschnittlich 5,7 Jahre, höchstens circa 8 Jahre. Menschen, die erst mit 85 Jahren die Diagnose Demenz gestellt bekommen leben noch circa 2,8 Jahre. (Wolfson, et al., 2001)

Beginnend sind meist Probleme beim Abspeichern von neuem Wissen, wobei hier meistens noch Gedächtnishilfen oder so genannte „Eselsbrücken" helfen. Außerdem konnte man feststellen, dass die Betroffenen sich vermehrt zurückziehen, alltägliche Aufgaben weniger gründlich bearbeiten und Probleme herunterspielen. (Förstl, 2011) Dieser Prozess entsteht neurodegenerativ, bei dem die Gehirnfunktionen schleichend absterben. Dieser Abbauprozess beginnt teilweise schon Jahrzehnte vor den ersten deutlichen Krankheitsanzeichen. Der Hippocampus ist eine besonders früh befallende Gehirnregion. (Maier et. al. 2010; Förstl, 2011)

Nach der Demenzdiagnose werden Patienten im leichten Demenzstadium eingestuft. Dies wird insbesondere durch Probleme beim Lernen und der Erinnerung gekennzeichnet. (Förstl, 2011)

Je nach Patient können sich darüber hinaus schon die ersten Defizite im Alltag bemerkbar machen, Geschicklichkeit und vorausschauendes Planen fällt den Betroffenen möglicherweise schwerer. (Held & Ermini-Fünfschilling, 2006).

Obwohl die Demenzerkrankten aus klinischer Sicht in diesem Stadium noch einige Stunden allein sein können, benötigen sie bei komplexeren Aufgaben viel Unterstützung. Jedoch ist in den häufigsten Fällen auch die räumliche Orientierung beeinträchtigt, was im Straßenverkehr viele Gefahren birgt, da das Einschätzen von Abständen und Geschwindigkeiten immer schwieriger fällt (Maier et. al. 2010).

Betrachtet man den Gesundheitszustand allgemein sind diese genannten Symptome noch leicht und allgemein sehr wechselnd und je nach Tagesform ausgeprägt. Teilweise treten bei den Erkrankten depressive Phasen auf, welche aber auf den Verlust

3

der Leistungsfähigkeit und der Selbstständigkeit zurückzuführen sind. (Förstl, 2011)

Im zweiten Stadium der Demenz, der mittelgradigen Demenz nehmen die genannten Krankheitsanzeichen zu. Dies ist etwa 3 Jahre nach Diagnosestellung, das Neugedächtnis ist nun auch von der Krankheit betroffen. (Förstl, 2011) Die Selbständigkeit der Menschen ist stark eingeschränkt. Einkaufen ist in den meisten Fällen nicht mehr möglich, beziehungsweise der Umgang mit Geld wird nicht mehr verstanden. Es sind nur noch sehr einfache Tätigkeiten im Haushalt möglich. (Maier et. al. 2010) Hobbys und Interessen nachgehen, wie lesen, Kontakte pflegen, handarbeiten oder ähnliches werden meist aufgegeben, da dies den Betroffenen immer schwerer fällt und zu Überforderung führt. Auf Grund dieser Hilflosigkeit kommt es bei vielen Menschen in dieser Zeit verstärkt zu innerlicher und körperlicher Unruhe, Reizbarkeit, Desorientierung, Inkontinenz aber auch aggressiven Verhalten. Diese Unruhe wirkt sich auch auf den Schlaf-Wach-Rhythmus aus. (Maier et.al. 2010; Förstl, 2011) Die Dauer des zweiten Stadiums beträgt laut repräsentativen Studien 3,3 Jahre (Wolfson et al., 2001). Bereits in diesem Stadium können die Betroffenen nur noch durch die lückenlose Betreuung beziehungsweise soziale Hilfen zu Hause betreut werden. Das Fortschreiten der Krankheit sind aber in den meisten Fällen der Grund für das Zusammenbrechen des Hilfenetztes und Grund für die Aufnahme in eine Pflegeeinrichtung. (Förstl, 2011)

Vor dem Ableben folgt das schwere Demenzstadium, welches etwa nach 6 Jahren der Diagnose diagnostiziert wird (Förstl, 2011). Hierbei führt die Erkrankung zu schwerem Gedächtnisverlust und dem sofortigen Vergessen von neuen Informationen.
Betroffene erkennen auch sehr enge Familienmitglieder nicht mehr und erinnern sich lediglich an Bruchstücke aus ihrem Leben, insbesondere die Kindheit und Jugend. (Förstl, 2011) Der geistige Abbau führt zum Verlust der Sprache, Patienten sind nicht mehr in der Lage sich selbst zu pflegen, auf Toilette zu gehen, zu essen oder zu trinken. Auch das Fortbewegen wird immer schwieriger und ist nur noch sehr langsam möglich, teilweise führt dies auch zur kompletten Bettlägerigkeit. (Maier et. al. 2010) Die Bettlägerigkeit führt allerdings vermehrt zu Kontrakturen, Dekubitalgeschwüre, sowie sekundäre Muskelatrophien, negative Elektolytbilanz und führt zu zum Anstieg des Thrombose- und Embolie-Risiko (Förstl, 2011). Inkontinenz, sowie neurologische Stö-

rungen, wie Myoklonie oder epileptische Anfälle treten ebenfalls häufig in diesem Stadium auf (Förstl, 2011).

Es ist nicht möglich an der Demenz direkt zu versterben. Todesursachen sind hier eher Folgen der Demenz, wie zum Beispiel die hohe Infektionsgefahr woraus die häufigste Todesursache Pneumonie resultiert. Gefolgt von Sepsis, Myokardinfakt, Schlaganfall oder Krebs. (Förstl, 2011)

3. Herausforderungen im Pflegebedarf von Demenz

Die Pflege von Demenzkranken Menschen andere Herausforderungen mit sich, wie vielleicht aus den Stadien der Demenz schon entnommen werden konnte. Die Betroffenen Vergessen nicht nur ihre autobiographischen Zusammenhänge, sondern verlieren mit der Zeit auch die Kontrolle über sich selbst und sind nicht mehr in der Lage Entscheidungen zu treffen. (Held & Ermini-Fünfschilling, 2006)
Viele Betroffene erleiden auch einen Verlust der höheren kognitiven Fähigkeiten, zum Beispiel insbesondere der Sprache. Die Gespräche werden immer stockender und ausdrucksarmer, auch phonetische Fehler häufen sich. Sie können also ihre Probleme und Bedürfnisse nicht mehr so deutlich ausdrücken und werden falsch oder gar nicht mehr verstanden. Um mit Demenzkranken kommunizieren zu können hilft es viel Gestiken einzusetzen, aber sie auch über andere Sinneskanäle durch Musik, Düfte oder Geschmack anzuregen. (Held & Ermini-Fünfschilling, 2006)

In einem Demenzgerechten Heim sollten möglichst ebenerdige Wohnmöglichkeiten vorhanden sein, ohne verwinkelte Flure oder Sackgassen. Allgemein sollte das Haus sehr übersichtlich und großzügig mit einem Außenbereich verbunden sein. Jeder Bewohner sollte so respektiert werden wie er ist, mit seiner jeweiligen Individualität angenommen werden und ermutigt und befähigt werden für sich etwas zu tun. Auch der Alltag sollte mit den Bewohnern gemeinsam gestaltet werden, das heißt auch transparente Informationen mit großen Aufschriften, farbige Wegweiser etc. Mithilfe beruht auf Freiwilligkeit, so richtet sich also die gesamte Pflege und Betreuung nach den Bedürfnissen und Gewohnheiten der jeweiligen Bewohner. Die Pfleger sollten ihre Hilfestellung diskret geben und sehr wertschätzend mit den Bewohnern umgehen. (Held & Ermini-Fünfschilling, 2006)

In der Pflege von Demenzkranken sollte man allerdings nicht nur die Betroffenen selbst betrachten, sondern auch die Angehörigen. Diese pflegen ihre Eltern o.ä. teilweise jahrelang noch zu Hause und haben auch selbst mit Stress, aber auch wechselnden Gefühlen der Erleichterung und Schuldgefühlen zu kämpfen, wenn die Entscheidung gefallen ist den Angehörigen in eine Einrichtung abzugeben gefallen ist. (Held & Ermini-Fünfschilling, 2006)

Im Juli 2018 äußerte sich die Bundesfamilienministerin von der Leyen (CDU) zu der bevorstehenden „Katastrophe", auf Grund der wachsenden Anzahl von Demenzkranken. Sie fügte jedoch sehr positiv hinzu: „Gebt den Demenzkranken Lieblingsorte und Lebensthemen, in denen sie noch tief verwurzelt sind. Widmet ihnen konzentrierte Zuwendung, schaut sie an, nehmt euch dazu Zeit und Ruhe. Eine Folge sind mehr positive Emotionen und weniger Unruhe in der Nacht."

Jedoch wissen Pfleger und Angehörige, dass dies nur eine Idealvorstellung ist und viele Menschen mit Demenzen nicht so leicht zu beruhigen sind. Wie bereits im oberen Abschnitt beschrieben kämpfen einige Erkrankte und ihre Angehörige bereits im frühen Stadium mit Problemen, wie dem Anziehen, Körperhygiene und Nahrungsaufnahme. Das Auftreten von allgemeinen Blockaden und scheuen Verhalten macht die Pflege von dementen Menschen herausfordernder.

Hier meint die Pflegeversicherung zu greifen und gibt zum Beispiel eine sehr kurze Richtzeit von 20 Minuten für eine Ganzkörperwäsche vor. Eine Pflegekraftperson meint im Interview: „Wie soll ich morgens alle Heimbewohner auf meinem Flur versorgen, wenn schon das Anziehen und der Toilettengang eines Patienten über eine Stunde dauert?"

Die Angehörigen pflegen die Erkrankten meist auch aus geldtechnischen Gründen sehr lange zu Hause, da die Unterbringungen selbst getragen werden müssen. Jemand mit Demenz kostet dreimal so viel und die Kosten verdoppeln sich im Verlauf der Krankheit. Viele sind mit dieser Situation auch sehr überlastet, teilweise führt dies wiederum zu Depression, Medikamentenmissbrauch oder Angststörungen der Angehörigen. Laut Gesetz ist das Fixieren von Demenzkranken mit gerichtlicher Genehmigung gestattet, im Ernstfall auch ohne. Auch das Abschließen der Wohnungstür in der Nacht ist in Ordnung. (Held, 2008; Held & Ermini-Fünfschilling, 2006)

Im Jahre 2018 wurde ein Konzept für ein neues Demenzdorf für 110 Menschen mit Demenz und Kindergarten mit 65 Plätzen in Berlin-Kaulsdorf vom Land Berlin abgelehnt. Die Gründe hierfür sind unklar: „Das Verfahren wurde mangels zuschlagsfähiger Angebote aufgehoben", so das landeseigene Berliner Immobilienmanagement GmbH (BIM) auf Nachfrage. Später wurde die Aussage zurückgezogen und es anders begründet: „Ein privater Investor könne nur maximal 15 Jahre dazu verpflichtet werden, das Grundstück für eine Pflegeeinrichtung zu nutzen. Man wolle aber eine langfristige Nutzung gewährleisten" so die Sprecherin. (Vossen, 2018)

Laut Aussagen des Demenzdorfes Tönebön am See sind diese jedoch voll belegt und haben bis zu 50 weitere mögliche Bewohner auf der Warteliste (Stammel, 2018) Der Bedarf ist also trotz höherer Preise sehr hoch und das nicht nur für die Plätze im Pflegeheim, auch die Kitaplätze sind sehr rar. Die Pläne sind für Berlin-Kaulsdorf nicht aufgegeben, verzögern sich seitdem allerdings. (Vossen, 2018)

4. Demenzdorf

Ein großer Anteil der Familienangehörigen versucht die Demenzerkrankten Familienmitglieder einige Zeit zu Hause zu pflegen (Jahn & Werheid, 2015), 2015 waren es 65% die noch zu Hause betreut wurden (k. A, 2015). Mit Fortschreiten der Krankheit wird dies aber vermehrt zu einer Herausforderung, sodass die meisten dementen Menschen vor dem Tod in einer betreuten Einrichtung untergebracht werden (Jahn & Werheid, 2015).

In den Niederlanden in der Nähe von Amsterdam wurde 2009 in de Hogeweyk das erste Demenzdorf errichtet (Schmidhuber, 2017). Fünf Jahre später wurde am das erste Demenzdorf in Deutschland am Stadtrand von Hameln eröffnet. Mittlerweile gibt es ein zweites Dorf in Deutschland und auch Dänemark, Frankreich und Italien haben sich dem Konzept angeschlossen (Kock, 2014).

Angehörige sind begeistert von dem Konzept auch wenn sie etwa 200€ mehr im Monat zahlen, als in anderen Heimen. Je nach Pflegestufe liegt der Eigenanteil zwischen rund 1750 und 2170 Euro je nach Bundesland: „Weil die Atmosphäre hier sehr angenehm und familiär ist und weil den Leuten ihre Freiheit gelassen wird". Allerdings wird hier auch mit verbesserten Personalschlüssel gerechnet. (Kock, 2014)

4.1. Konzept

Die Demenzdörfer sind an meist Stadträndern sehr großzügig angelegt, das Demenz-dorf Tönebön am See umfasst zum Beispiel circa 18.000 Quadratmeter (Kock, 2014). In der zentralen Mitte befindet sich meistens ein Dorfplatz, drumherum sind die Unter-künfte für die Bewohner aufgebaut, insgesamt sechs Häuser mit elf bis zwölf Parteien wurden zum Beispiel in Hameln errichtet. Außerdem findet man in fast allen Dörfern einen Friseur, einen Supermarkt, eine Bushaltestelle, ein Café, aber auch Arzt,- oder Physiotherapiepraxen. (Kock, 2014; Stammel, 2018) Die Gelände sind mit groß ange-legten Parks und kleinen Straßen und Wegen gestaltet, drumherum ist in Tönebön am See ein schulterhoher Maschendrahtzaun. Hinaus kommt man nur durch das Haupt-haus. (Kock, 2014)

Die Bewohner können sich hier selbstbestimmt und frei bewegen, auch eine feste Auf-steh,- oder Schlafenszeit gibt es nicht. Das Personal richtet sich nach dem jeweiligen Rhythmus der Menschen. (Kock, 2014)

"Wenn ich im Park laufen will, laufe ich im Park", äußert sich die 81-jährige Jytte Voigt bestimmt in einem Interview. Sie spricht immer noch fließend Englisch würde jedoch von einem Spaziergang im Ort nicht zurückfinden (Münch, 2017). Auch für viele Ange-hörige bietet der Zaun Sicherheit und kein Freiheitsentzug. „Im früheren Heim ist un-sere Mutter immer weggelaufen. Wir hatten große Angst, weil sie an der Hauptstraße bei Rot über die Straße ging" berichtet eine Tochter. (k. A., 2015)

In den Niederlanden ist das komplette Umzäunen gesetzlich nicht gestattet, der Aus-gang ist allerdings versteckt und mit Folie beklebt, sodass er nicht wahrgenommen mit. Falls die Bewohner doch den Ausgang finden sind sie alle mit GPS-Sendern ausge-stattet. (Münch, 2017) Die Bewohner werden in den Demenzdörfern nicht nach Grade der Demenz eingeordnet, sondern entsprechend ihres früheren Lebensstils in ein Haus zugeordnet (Wappelshammer et al, 2014). Sie leben also in einem Haus Einrich-tungsstil auf dem Lebensstandard basierte, sodass ein möglichst vertrautes Lebens-umfeld geschaffen wird. (Schmidhuber, 2017).

Auch das Pflegepersonal, genannt ‚Alltagsbegleiter' welche 24 Stunden dort sind (Stammel, 2018), geben sich nicht als Pfleger zu erkennen, sondern arbeiten in ihren Alltagskleidern. Wechselnd übernehmen diese auch die Tätigkeiten als Kassierer, Gärtner oder Friseur. (Schmidhuber, 2017; Wappelshammer et al, 2014)

Nach dem Einzug eines neuen Bewohners wird zunächst Biografiearbeit geleistet, um besonders Ressourcenorientiert arbeiten zu können. Dies beginnt bei der Wahl des oben beschriebenen Wohnumfelds und soll weiterhin Fähigkeiten fördern. So wird jemand, der sein Leben lang viel geturnt hat animiert dies auch im Demenzdorf auszuleben. Die Bewohner werden eingeladen beim Kochen oder anderen Haushaltsaufgaben mitzuhelfen. Sie können nicht immer mehr Gespräche führen, aber finden Unterhaltung beim Äpfel schälen oder Wäsche aufhängen. Auch einkaufen ist im eigenen Supermarkt möglich, für sich oder die Gemeinschaft. (Kock, 2014)

Visser, die Dorfleiterin von Tönebön am See sagt: „Die Leute riechen das köchelnde Essen, die frische Wäsche, das ruft auch Erinnerungen wach. Außerdem bekämen die Bewohner das positive Gefühl, gebraucht zu werden [...] Jeder tut dabei was er kann, was seinen Fähigkeiten und Neigungen entspricht". (Kock, 2014)

Dabei können auch zehn Packungen Eier gekauft werden, diese werden abends vom Betreuer wieder zurückgestellt (Schmidhuber, 2017).

4.2. Kritik

Unterstützer und Befürworter bezeichnen Demenzdörfer mit deren Zäunen als Schaffung von „Freiheit und Selbstbestimmung" (Schmidhuber, 2017) für Demenzkranke, während Kritiker Demenzdörfer mit großer Skepsis begutachten. Einer der größten Kritiker des Konzepts der Demenzdörfer ist Michael Schmieder. Er ist Leiter eines Pflegeheims in der Schweiz und führte 2014 ein Interview, welches im SPIEGEL veröffentlich wurde. (Schmieder, 2014)

In vielen Berichten werden Demenzdörfer mit dem Begriff „Ghettorisierung" (Schmidhuber, 2017) und Verinselung oder Insellösung in Verbindung gebracht, also mit „einem System das nur innerhalb der eigenen Grenzen wirksam und nicht kompatibel ist mit anderen Systemen der Umwelt" (Bibliographisches Institut GmBH). Dies wird damit begründet, dass die Menschen mit Demenz nicht in die Gesellschaft integriert werden, sondern in ihrem eigenen Dorf leben. (Schmidhuber, 2017) Michael Schmieder (Schmieder, 2014) bezeichnet dies noch drastischer, als „Deportation", er vergleicht das Konzept der Demenzdörfer mit der früheren Auslagerung von Pesterkrankten in Pestdörfer.

Die Bezeichnung ‚Dorf' wird von Kritikern allerdings auch beanstandet. Das Wort Dorf erwecke das Gefühl von „Gemeinschaft", was sich hier nicht realisieren ließe, so Doeubler. Weiter meinte er „[…] in einem Dorf würden Angehörige und Nachbarn nach den Kranken schauen und sich um sie kümmern […] (Caspar, 2016).

„Die Leute von vorne bis hinten verarscht werden […] das Konzept funktioniert schon deshalb nicht, weil man es „Dorf" nennt. Mit diesem Begriff, der schön und heimelig klingt, will man der Krankheit den Schrecken nehmen […] der Name „Demenzdorf" ist Augenwischerei", so Schmieder (2014) im SPIEGEL Interview.

Weiterhin sehen die Kritiker das Vorspielen einer anderen Welt als „unwürdig" an (Schmieder, 2014). So findet man in De Hogeweyk eine Bushaltestelle, an welcher viele ältere Menschen lange sitzen und auf einen Bus warten, allerdings wird dort niemals ein Bus halten (Schmidhuber, 2017).

Schmieder kenne auch keine „Einrichtungen mit Zugfahrtsimulatoren, in denen Menschen in nachgeahmten Zugabteilen Erste-Klasse-Sessel sitzen und auf eine Leinwand starren, auf der blühende Landschaften vorbeiziehen. Eine unwürdige Lösung, die sich niemand für das eigene Alter wünsche." Aber auch, dass die Pfleger die Kranken „belügen" und sich als Kellner, Friseure oder Verkäufer ausgeben findet Michael Schmieder als untragbar. (Schmieder, 2014)

Reiner Gromeyer, Soziologie-Professor und Mitglied im Stiftungsrat der deutschen Hospiz- und Palliativstiftung, äußerte sich in einem Interview ebenfalls sehr kritisch zum Konzept Demenzdorf: „Alte, kranke Menschen werden einfach ausgelagert, das wirkt wie eine Art Aussätzigendorf […] Wir sperren die Leute weg, damit sie uns Gesunden nicht vor der Nase herumtanzen, was soll das?"

„Hier wird eine Scheinwelt aufgebaut wie bei der Trueman-Show" sagte Gromeyer zum Thema Bushaltestellen und dem Wahllosen Bezahlen mit Keksen, Knöpfen etc. im Demenzdorf. (Kock, 2014)

5. Diskussion

Rückblickend auf die Forschungsfrage sind Demenzdörfer „eine inklusive Methode zur Erhöhung der Lebensqualität und Teilhabe oder traditionelle Insellösung?", lässt sich als Schlussüberlegung darstellen, dass zumindest der Begriff ‚Demenzdorf' etwas in die Irre führen kann. Jedoch sollte nicht auf solchen Punkten oder nicht-funktionale Objekte extrem geschaut werden, sondern auf das Wohl der Menschen mit Demenz. Es lässt sich nicht leugnen, dass sich diese dort frei bewegen können und das auch ohne pflegende Hilfe. Zusätzlich birgt auch nicht die Gefahr des Verlaufens. (Schmidhuber, 2017) Aus baulicher Sicht ist es vermutlich schwierig solch große Anlagen, wie Tönebön am See mit 18.000 Quadratmetern (Stammel, 2018) zu erbauen, wo mehr Infrastruktur drumherum ist. Freie Fläche findet sich eher in ländlichen Regionen, jedoch hier ist an dieser Stelle an das neu vorgestellte Konzept der damaligen Projektleiter für das Demenzdorf in Berlin-Kaulsdorf zu denken. Die Kombination von Kindergarten und Pflegeheim ist insofern keine Neuerung, aber auch für das Konzept der Demenzdörfer ideal. So würde auch vom Vorwurf der ‚Ghettoisierung' (Schmidhuber, 2017) weggekommen werden, da die Älteren Menschen mindestens fünf Tage die Woche die Möglichkeit haben mit den Kindern und Eltern in Kontakt zu kommen. Gleichzeitig ist das für viele Kinder auch ein Ersatz für eventuell fehlende Großeltern oder sie können ihren eigenen dort besuchen.

Des Weiteren wird laut unabhängigen Besuchern auch die Teilhabe der älteren Menschen gefordert. In klassischen Pflegeheimen laufen viele wirtschaftliche Tätigkeiten im Hintergrund ab, wo hier bewusst um Unterstützung der Bewohner gebeten wird. Dies liegt vermutlich auch daran, dass die Pfleger auf einer anderen Ebene arbeiten und sich nicht als Pfleger über die Menschen mit Demenz stellen, sondern sich als normale Mitbewohner ausgeben. (Kock, 2014)

Somit lässt sich abschließend sagen, dass Demenzdörfer Inklusion und Teilhabe fördern. Leider fehlt es hier noch an Unterstützung aus der Politik und dem jeweiligen Land. Nicht nur, dass zum Beispiel der Bau in Berlin seit fast einem Jahr stillsteht (Vossen, 2018), sondern dass die Erkrankung Demenz verharmlost und sehr positiv dargestellt wird. Man sollte dies nicht zu neutralisieren und besonders auf die Erhaltung der Lebensqualität und das Wohl aller Menschen geachtet werden. Dies wird meiner Meinung nach sehr gut in der Pflege im Demenzdorf geschafft und es findet eine Erhöhung der Lebensqualität statt.

Literaturverzeichnis

A., K. (18. Februar 2015). Demenzdorf - Möglichst viel Normalität am Ort des Vergessens. *Süddeutsche Zeitung*. Abgerufen am 13. Juli 2019 von https://www.sueddeutsche.de/news/leben/familie-demenzdorf---moeglichst-viel-normalitaet-am-ort-des-vergessens-dpa.urn-newsml-dpa-com-20090101-150218-99-07604

Bibliographisches Institut GmBH. (kein Datum). *Duden.* Von https://www.duden.de/rechtschreibung/Inselloesung abgerufen

Bickel, H. (2012). *Epidemiologie und Gesundheitsökonomie.* Stuttgart: Thieme.

Bickel, H. (2018). *Die Häufigkeit von Demenzerkrankungen.* Abgerufen am 16. Juni 2019 von https://www.deutsche-alzheimer.de/fileadmin/alz/pdf/factsheets/infoblatt1_haeufigkeit_demenzerkrankungen_dalzg.pdf

Caspar, M. (14. April 2016). Göttinger forschen über Demenzdörfer. *Göttinger Tageblatt.* Abgerufen am 13. Juli 2019 von https://www.goettinger-tageblatt.de/Campus/Goettingen/Goettinger-forschen-ueber-Demenzdoerfer

Förstl, H. (2011). *Demenzen in Theorie und Praxis.* Berlin Heidelberg : Springer.

Held, C., & Ermini-Fünfschilling, D. (2006). *Das demenzgerechte Heim.* Basel: Karger.

Held, G. (19. Juli 2008). Wie die Politik das Demenzdrama verharmlost. *WELT.* Abgerufen am 23. Juli 2019 von https://www.welt.de/politik/article2227793/Wie-die-Politik-das-Demenzdrama-verharmlost.html

Jahn, T., & Werheid, K. (2015). *Demenzen* (Bd. 15). Kempten: Hogrefe.

Kock, F. (5. September 2014). Eingezäunte Freiheit. *Süddeutsche Zeitung.* Abgerufen am 13. Juli 2019 von https://www.sueddeutsche.de/leben/deutschlands-erstes-demenzdorf-eingezaeunte-freiheit-1.2116704

Maier, W., Weggen, S., Schulz, J., & Wolf, S. (2010). *Alzheimer & Demenzen verstehen.* Stuttgart: Thieme .

Münch, T. (19. September 2017). Warum ein Zaun im Demenzdorf Freiheit gibt. *Ärzte Zeitung.* Abgerufen am 13. Juli 2017 von https://www.aerztezeitung.de/medizin/krankheiten/demenz/article/943553/ort-vergesslichen-zaun-demenzdorf-freiheit-gibt.html?sh=2&h=-524627072

Schmidhuber, M. (2017). Demenzdörfer - eine eigene Welt für Menschen mit Demenz? *Angewandte Gerontologie, 3*, 47-48.

Schmieder, M. (November 2014). Die sind nicht bescheuert. 134-135. (A. Bruhns, Interviewer) Spiegel. Abgerufen am 13. Juli 2019 von https://magazin.spiegel.de/EpubDelivery/spiegel/pdf/125443824

Stammel, K. (2018). *Julius Tönebön Stiftung*. Abgerufen am 13. Juli 2019 von https://www.toeneboen-stiftung.de/pflegeheim/toeneboen-am-see/

Statistisches Bundesamt. (2009). *Bevölkerung Deutschlands bis 2060*. Wiesbaden: Statistisches Bundesamt.

Vossen, L. (8. August 2018). Berlin verweigert Bau von Demenzdorf in Kaulsdorf. *Berliner Morgenpost*. Abgerufen am 24. Juli 2019 von https://www.morgenpost.de/bezirke/marzahn-hellersdorf/article215034587/Land-verweigert-Bau-von-Demenzdorf-in-Kaulsdorf.html

Wappelshammer, E., Fercher, P., Schneider, C., & Trafoier, A. (2014). Jetzt ist alles perfekt - Ein Besuch im Demenzdorf De Hogeweyk. *Hozpiz Wissen, 2*, 11-14.

Wolfson, C., Wolfson, D., Asgharian, M., M´Lan, C., Ostbye, T., Rockwood, K., & al., e. (2001). A reevaluation of the duration of survival after the onset of dementia. *New England Journal of Medicine, 15*, 1111-1116.

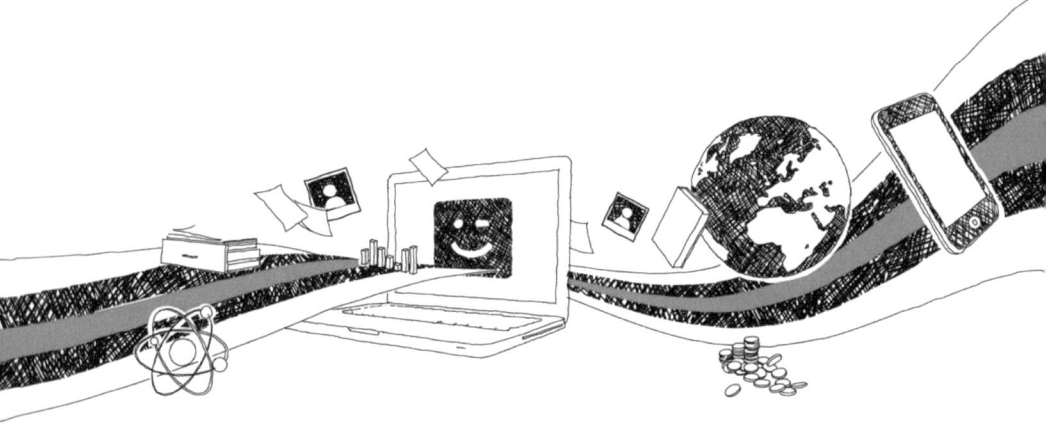
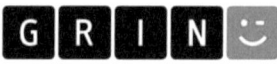